AF384671

CLINIQUE CHIRURGICALE

DE

M. LE PROFESSEUR SÉDILLOT

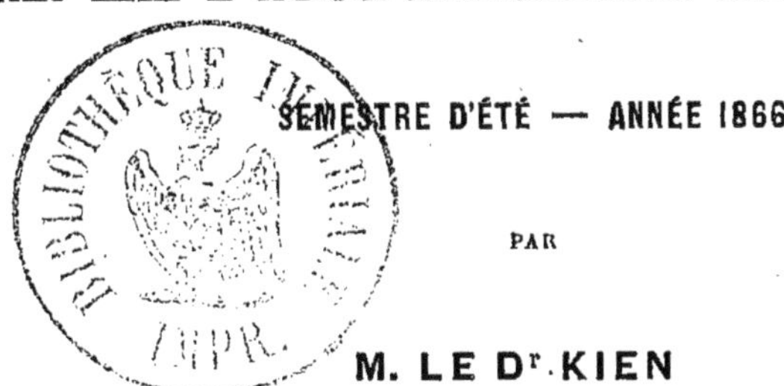

SEMESTRE D'ÉTÉ — ANNÉE 1866

PAR

M. LE Dr KIEN

PREMIER INTERNE DE LA FACULTÉ DE MÉDECINE DE STRASBOURG.

<hr>

STRASBOURG

TYPOGRAPHIE DE G. SILBERMANN.

1867.

CLINIQUE CHIRURGICALE

DE

M. LE PROFESSEUR SÉDILLOT

SEMESTRE D'ÉTÉ — ANNÉE 1866

par M. le docteur Kien, premier interne.

> « Le succès des opérations dépend de l'habilité du chirurgien. Les revers accusent notre ignorance ou nos fautes, et la perfection est le but de l'art. »
>
> (Sédillot, *Méd. opér.*, t. I. p. 1.)

Cette épigraphe, empruntée à notre maître, dépeint fidèlement son caractère chirurgical : juste idée de la valeur du chirurgien, de la sollicitude incessante qu'il doit avoir pour son malade, de la grande responsabilité qui lui incombe chaque fois qu'il agit, du but esthétique qu'il doit poursuivre sans cesse etc. etc. C'est toute une profession de foi.

A quelques-uns, cependant, ce jugement a semblé sévère ou injuste, paraissant mettre en cause et accuser d'impéritie tout chirurgien qui subit un revers. Telle n'a pas été la pensée de notre maître quand il inscrivit ces lignes en tête de sa *Médecine opératoire;* il sait trop bien que les insuccès se voient chez les plus habiles et les plus savants.

Le mot *ignorance*, dans cette phrase de M. Sédillot, n'est pas pris en mauvaise part; il veut dire : connaissances imparfaites, non-savoir, *desiderata*. On a en général l'habitude d'appeler ignorant celui qui ne sait pas ce qu'il doit savoir : cette acception est purement scolaire et ne peut s'appliquer au chirurgien, envisagé ici d'une façon générale, au savant, par conséquent. Celui-ci, comme tout le monde, ignore une foule de choses que personne ne sait encore : la science n'est pas absolue, et l'ignorance ainsi entendue est une condition humaine que l'on s'efforce incessamment de restreindre.

Ignorer, peut donc n'être pas une faute, mais une nécessité du temps où l'on vit et de l'état de la science que l'on cultive.

Quand, il y a peu d'années encore, dans les cas de rétrécissements organiques de l'urèthre, les chirurgiens avaient recours à la cautérisation destructive, qui, outre de fréquents accidents de perforation et de fausses routes, ramenait habituellement des coarctations plus dures et plus complètes, ils étaient trompés par quelques succès dont on exagérait la valeur, et beaucoup étaient nécessairement entraînés par de fausses appréciations et l'exemple d'hommes faisant autorité; mais une étude plus attentive, des observations plus exactes et plus nombreuses, firent bientôt reconnaître la vérité, et cette méthode, justement abandonnée, resta seulement appliquée aux cas assez rares où elle pouvait rendre de véritables services.

Les revers ne sont donc pas toujours imputables au chirurgien ; les plus instruits et les plus exercés en ont eu et en auront ; mais ce qu'ils n'ont point, ce sont des revers causés par de véritables fautes chirurgicales, et c'est par la rareté ou le défaut de ces derniers que s'affirme le vrai talent.

M. Sédillot nous paraît avoir très-heureusement établi cette distinction, lorsqu'il a comparé le chirurgien qui perd un opéré, à un commandant de navire qui fait naufrage. Dans ce cas on fait passer le commandant devant un conseil de guerre, qui l'acquitte ordinairement en le déclarant exempt de toute faute et même en accordant parfois les plus grands éloges à son habileté, à son sang-froid et à son courage.

Le chirurgien n'est responsable de ses opérés que devant sa conscience, mais son devoir est d'étudier les causes de ses insuccès pour arriver à en diminuer le nombre.

M. Sédillot, dans tout le semestre d'été, n'a pas perdu un seul opéré, et depuis de longues années il a habitué ses élèves à ces séries de succès qui méritent d'être signalés, malgré l'indifférence systématique de certaines personnes, qui traitent ces résultats de fortuits et considèrent la chirurgie comme une partie de dés dont les chances sont variables.

Avant de décrire les faits que nous avons observés, disons deux mots de la physionomie des salles de clinique de M. Sédillot et des principes généraux qui guident sans cesse la pratique de ce professeur, et donnent à son enseignement un caractère si original.

Diverses particularités frappent l'étranger qui visite le service de M. Sédillot : il voit condamnés au lit la plupart des individus atteints de lésions des membres inférieurs. Les membres malades sont étendus sur un plan incliné, établi avec des coussins de balle d'avoine. Chez ceux qui ont des affections articulaires sans fièvre, ni douleurs, ni complications aiguës, il remarque en outre un redressement et une immobilisation de la jointure lésée, dans la situation la mieux adaptée à ses fonctions, avec toute liberté d'aller et de venir, mais en faisant usage de béquilles et en ayant soin de ne pas appuyer le pied du côté malade sur le sol.

Aucun appareil chez les individus atteints de fractures récentes, mais seulement des fomentations résolutives quand les téguments sont intacts; une irrigation continue d'eau froide ou tiède quand ils sont déchirés. La position et les seuls moyens de contention de la boîte de Baudens remédient pour le moment aux déformations.

Chez tous ceux qui présentent des suppurations ou des productions de liquides morbides, des dispositions variables donnent lieu à un écoulement naturel et continu de ces liquides, sans qu'ils s'accumulent jamais.

Ce qui étonne le plus les visiteurs, c'est de voir des plaies vastes, comme celles qui suivent l'amputation d'un sein ou d'une jambe, exposées à l'air, sans pansement, pendant tout le temps de leur cicatrisation, et recouvertes d'un simple linge fenêtré.

Un réchaud allumé à chaque visite, et dans lequel étincellent de petits cautères coniques, indique le large emploi qui se fait de la cautérisation ponctuée.

Plusieurs fenêtres sans cesse ouvertes donnent accès à l'air du dehors, et maintiennent jour et nuit l'aération des salles dans un grand état de pureté.

Enfin chez les malades et les opérés, le ventre est toujours maintenu libre, grâce à des purgatifs fréquents, et en général leurs grandes fonctions s'exécutent parfaitement, si bien que souvent on ne les croirait pas souffrants.

Voilà ce que remarque l'étranger qui passe par la clinique de Strasbourg : une thérapeutique nettement tracée, basée sur des lois simples et claires, nées de l'observation et confirmées par l'expérience.

Toute cette chirurgie, on peut le voir, est dominée par les préceptes suivants : éviter l'étranglement, prévenir la rétention des liquides dans le traitement local, et maintenir l'état général dans de bonnes conditions.

L'étranglement, sur lequel M. Sédillot appelle l'attention depuis tant d'années, consiste dans la tension ou la pression anormale que subissent les tissus sur une étendue plus ou moins grande, de dedans en dehors ou de dehors en dedans. Tout agent dont l'action sur les parties molles est de nature à en gêner mécaniquement la circulation et la nutrition, doit donc être considéré comme une source d'étranglement. Ainsi il y a étranglement quand un appareil à fracture, appliqué prématurément, serre trop un membre, dont les tissus se tuméfient par la réaction inflammatoire; quand, dans une autoplastie, les parties molles sont trop tendues par suite d'un décollement insuffisant ou du retour des lambeaux à leur situation normale, de manière à déterminer un allongement de la cicatrice.

Étranglement dans les phlegmons simples ou diffus, où l'on donne tardivement issue au pus etc. etc.

Journellement le chirurgien lutte contre les causes de l'étranglement; elles sont très-nombreuses et très-variées, et il nous sera difficile de les énumérer ici.

Un tissu étranglé s'amincit, devient phagédénique, s'ulcère ou se gangrène, tandis que les parties environnantes comprimées, distendues souvent par l'accumulation des liquides, se tuméfient par stase sanguine et infiltration séreuse, puis s'enflamment, s'indurent, s'ulcèrent ou se mortifient. L'inflammation produite dans ces cas consiste généralement en des érysipèles, des lymphites, des abcès et aussi en phlébites graves.

Combien d'amputés ne succombent-ils pas à la pyohémie occasionnée par l'étranglement du moignon !

Et la gangrène, si elle ne compromet pas la vie, combien n'estropie-t-elle pas de malheureux !

La rétention des liquides détermine des effets analogues à ceux de l'étranglement, seulement plus malins ; mais très-souvent ces deux facteurs morbides se trouvent réunis chez le même sujet, amenés par la même cause ou engendrés l'un par l'autre ; alors le mal qui en résulte est naturellement plus grand. Le pus, stagnant dans les anfractuosités des plaies ou dans des cavités ouvertes à l'air, s'y décompose, acquiert des propriétés putrides et virulentes, et, passant dans le sang, réagit sur l'état général d'une façon funeste. Ce sont les phénomènes généraux qui, les premiers, donnent ordinairement l'éveil sur la rétention du pus : frissons, fièvre, accablement, sueurs colliquatives etc.

Si vous découvrez le foyer, le videz et maintenez libre l'écoulement du liquide, vous mettez fin aux accidents comme par enchantement.

Outre la septicohémie et la pyohémie, qui sont les accidents graves, mais non nécessaires de la rétention du pus, il s'en manifeste d'autres moins redoutables, aussi à peu près constants, tels que l'érysipèle et l'angioleucite.

La cautérisation ponctuée a le double avantage de triompher de ces derniers et de prévenir le développement des premiers.

M. Sédillot, en réfléchissant aux effets désastreux de la rétention des liquides et de l'étranglement, a été conduit à des méthodes opératoires spéciales, concernant les amputations, les autoplasties, les fractures etc.

Il a renoncé aux amputations circulaires et à lambeau postérieur ou latéral, dans lesquelles, pour recouvrir le moignon et en empêcher la conicité, on tiraille presque toujours les chairs et on en détermine l'étranglement. Il s'est arrêté à la méthode à un seul lambeau antérieur et s'efforce de la généraliser (voy. *Des moyens d'assurer la réussite des amputations des membres*).

Dans cette manière de faire il taille le lambeau de telle façon que par sa position il se trouve au-dessus du moignon et le recouvre. La plaie est ainsi toujours largement béante par le bas, les liquides s'écoulent incessamment, et la cicatrisation s'opère par les seules forces de la nature.

Nous avons été témoin de faits très-intéressants à l'appui de ces doctrines.

Dans des cas où les chairs étaient indurées, renversées en dehors, épaissies, impossibles à rapprocher, M. Sédillot pratiqua des amputations reconnues nécessaires, sans s'occuper de ces dispositions si fâcheuses en apparence. La longueur des lambeaux fut proportionnée à la rétraction qu'ils devaient subir, et, par suite du dégorgement et du travail de la cicatrisation, on les vit s'appliquer peu à peu sur la peau du côté opposé, s'y réunir par une sorte d'attraction inodulaire, et former des moignons d'une grande régularité.

D'après les mêmes principes, M. Sédillot a supprimé à peu près tous les pansements après les opérations, pour se borner à de simples soins de propreté ; il a rejeté la réunion immédiate partout où la réussite n'en est pas certaine ; dans les ouvertures d'abcès ou de tumeurs enkystées il établit toujours la plaie dans la partie la plus déclive et dans la direction la plus favorable à l'écoulement des liquides. Souvent il assure la continuité de l'écoulement par l'introduction d'une canule creuse volumineuse ; la cicatrisation se fait alors rapidement et avec régularité.

Voilà quelques-unes des idées que M. Sédillot professe sur l'étranglement et la rétention des liquides, et les moyens dont il se sert pour les prévenir.

C'est là que gît le secret des guérisons; là aussi que se trouve, en partie, le vrai mérite, car il y en a sans contredit beaucoup à comprendre et à exposer ces idées générales, qui sont les vrais principes de l'art et qui n'excluent ni l'habileté opératoire, ni le talent de soutenir et d'exciter l'attention par la connaissance profonde du sujet et par une parole correcte, animée et méthodique.

Parmi les agents favorables à la guérison des opérés, M. Sédillot fait une large part à l'hygiène. Faire respirer aux malades l'air le plus pur, les mettre même au grand air et au soleil, donner une nourriture réparatrice proportionnée aux forces de l'individu, entretenir la liberté du ventre afin de conserver l'activité nutritive et circulatoire, enfin, calmer les douleurs dès qu'il s'en produit, tels sont les préceptes vulgaires et traditionnels que le professeur ne dédaigne pas, et qui ne contribuent pas peu à lui assurer ses nombreux succès.

Cependant, quelque cas qu'il fasse de la tradition chirurgicale, ce professeur donne une large part aux idées nouvelles, comme l'ont depuis longtemps prouvé ses nombreux travaux et ses incessantes communications à l'Académie des sciences. Ses recherches sur le cancer, sa belle méthode de l'évidement des os, ses procédés opératoires d'autoplastie, de staphyloraphie, de rhinoplastie, de chéiloplastie, de résections articulaires, d'urétrotomie etc., impriment un cachet de vive actualité à sa clinique essentiellement classique. Il suffit, pour s'en convaincre, de lire les résumés qui en ont été publiés, et à côté des faits consacrés par l'expérience on en trouve d'autres pleins d'une originale actualité, qui servent à tenir les élèves an courant du mouvement scientifique.

Anesthésie. A l'occasion de la discussion ouverte au mois de juin dernier à la Société impériale de chirurgie, sur la cause et la nature des accidents produits par les inhalations de chloro-

*

forme, discussion où les éminents orateurs, malgré le talent qu'ils ont montré, n'ont pas paru être toujours dans le vrai, M. Sédillot a rappelé les opinions qu'il a le premier ou un des premiers professées sur cette question, et dont il a maintes et maintes fois vérifié l'exactitude dans sa pratique. Le chloroforme, quand il amène des accidents, n'agit pas en arrêtant les mouvements du cœur (syncope), ni en déterminant par suite l'affaiblissement et la cessation des actions nerveuses. Non, l'asphyxie, c'est-à-dire la suspension de la respiration, est la cause principale, sinon la seule, de tous les cas de mort que l'on a eu à déplorer, et ici il faut prendre ce mot dans le sens ordinaire, celui d'accidents causés par défaut d'air respirable. Ceux qui nient l'asphyxie en invoquant la trop grande instantanéité des accidents, prennent la période asphyctique pour plus courte qu'elle n'est : ils ne la font commencer qu'au moment où l'individu ne fait plus aucun mouvement thoracique. Mais il faut savoir qu'à cet instant l'asphyxie existe depuis un temps plus ou moins long, malgré les mouvements d'élévation et d'abaissement de la poitrine qui se sont opérés jusqu'alors; car ces mouvements n'attiraient plus d'air dans les poumons, en raison de l'occlusion du larynx.

Si, comme il convient, on fait dater la période asphyctique du moment où s'arrête le bruit trachéal ou laryngien, on lui trouve bien une durée d'une à deux minutes, c'est-à-dire le temps au bout duquel arrive la mort dans les cas de strangulation, de pendaison ou de submersion. Or tout le monde est d'accord que la mort, dans ces cas, est le fait de l'asphyxie; pourquoi donc ne pas l'attribuer à la même cause dans la chloroformisation, quand il est patent que le passage de l'air est radicalement intercepté pendant le même laps de temps?

L'interruption de la respiration est produite par l'occlusion spasmodique de la glotte et le refoulement en arrière ou la chute de la base de la langue paralysée. Le moyen le plus simple et le plus sûr de la faire cesser est d'entr'ouvrir les arcades dentaires avec le doigt armé d'un dé en acier, afin de le préserver des morsures et d'abaisser la langue en l'attirant en avant. Immédiatement la respiration se rétablit, annoncée par une bruyante inspiration. Si ce moyen ne suffit pas, on essaie de tirer la langue hors de la bouche avec une pince, une érygne ou les doigts, en maintenant les mâchoires entr'ouvertes.

Cette manœuvre si simple est d'un usage quotidien à la clinique; elle prévient l'asphyxie, et sauve infailliblement tous les individus, à moins, comme cela s'est vu, que, par une disposition anatomique anormale, l'abaissement et la traction en avant de la langue ne puissent pas produire leur effet de dégagement du larynx.

Il n'y a pas d'exemple d'un malheur arrivé à la clinique de M. Sédillot. M. Elser, dont l'habileté et l'expérience en matière de chloroformisation sont si justement appréciées, s'inquiète même assez peu de la suspension de la respiration, certain qu'il est de la ramener, et les élèves, habitués à voir le danger prévenu, ne s'en préoccupent même plus. Cependant M. Sédillot accuse ces hardiesses de témérité, et personne ne blâmera sa prudence.

Tous les préceptes relatifs à l'emploi du chloroforme se réduisent donc à un seul, celui de maintenir l'intégrité de l'acte respiratoire, sans s'inquiéter en aucune manière de l'état de la circulation, dont les troubles sont toujours subordonnés à ceux de l'appareil respiratoire... Quelques personnes peu compétentes en ces sortes de questions ont montré et montrent encore leur inintelligence radicale de ces phénomènes, en essayant, comme l'a fait dernièrement M. J. Guérin, de les contredire; mais elles n'ont prouvé que leur ignorance, et doivent être renvoyées à l'étude d'un sujet si important pour la sécurité des malades. Avec de l'habileté et de l'attention on peut arriver à ce résultat chez tous les individus, sains ou malades, et donner à tous le bienfait de l'anesthésie.

M. Sédillot ne voit aucune contre-indication absolue à la chloroformisation, et croit que tout dépend de la manière de chloroformer : ses constants succès donnent à cette opinion toute l'autorité d'une démonstration, et devraient rassurer bien des opérateurs timides.

Après l'anesthésie générale vient *l'anesthésie locale :* celle-ci a fait les frais de plusieurs publications dans le courant de l'année, et a cherché à se constituer une place dans la pratique. M. Sédillot a fait connaître aux élèves cette nouvelle invention et l'a appliquée afin d'en juger la valeur. On sait qu'elle consiste dans la pulvérisation et la projection de l'éther sur la région à anesthésier, au moyen d'un appareil spécial.

Le professeur l'a employée dans quelques ouvertures d'abcès, de panaris, dans l'application de deux sétons. L'anesthésie ne fut réelle qu'au bout de quatre à cinq minutes, et encore ne fut-elle pas complète : il est vrai qu'on avait fait usage de l'appareil de Labbé, qui est le plus ancien et fonctionne lentement. Mais ces résultats sont précieux, puisqu'ils suppriment une grande partie de la douleur, et, en prolongeant la séance, on peut arriver à une insensibilité complète. M. Sédillot fut amené à attribuer à cet agent anesthésique quelques inconvénients et même des dangers. M. Elser, s'étant projeté pendant dix minutes de la poussière d'éther sur la joue, la rendit complétement insensible ; mais il garda, pendant une huitaine de jours, une rougeur violacée de cette région, semblable à celle des engelures, avec sensation de brûlure et empâtement des tissus.

L'éther agit par réfrigération et quelquefois par congélation, et dans certaines opérations, les autoplasties par exemple, son emploi pourrait, par suite de la gelure, devenir dangereux pour la vitalité des lambeaux.

Il reste néanmoins acquis que l'anesthésie locale n'est pas sans valeur pour les opérations de petite chirurgie et que la pulvérisation de l'éther remplit bien son but.

Voici le tableau sommaire des principales opérations pratiquées pendant le semestre d'été :

8 amputations de membres, dont 1 de cuisse, 2 de la jambe, 1 du bras, 4 des deuxièmes phalanges des doigts médius et annulaire dans la contiguité ;

6 amputations du sein, dont 4 accompagnées de l'extirpation de ganglions axillaires;

1 ligature traumatique de l'artère crurale au pli de l'aine;

10 ouvertures d'abcès;

9 extirpations de tumeurs;

1 galvano-caustie;

1 extraction de balle de fusil (plaie de la main et de l'avant-bras);

7 ténotomies, traitements de pieds-bots;

7 opérations sur l'articulation fémoro-tibiale (appareils, incisions, ponctions exploratrices);

2 fistules vésico-vaginales;

1 bec-de-lièvre simple;

2 évidements;

1 plaie de tête avec large dénudation du temporal.

Nous exposerons en outre quelques faits choisis parmi ceux qui nous ont paru les plus dignes d'intérêt.

Galvano-caustie (cautérisation chimique, par opposition à la galvano-thermie ou ignée); méthode du professeur Ciniselli, de Crémone.

Les succès obtenus par cet habile expérimentateur, et l'observation de guérison d'un polype naso-pharyngien présentée par M. le professeur Nélaton à l'Académie des sciences, avaient attiré une légitime curiosité sur ce nouveau procédé, et la question de savoir si les effets produits sont purement chimiques ou accompagnés d'une modification particulière et encore inconnue des molécules organiques méritait d'être étudiée. M. Broca, dans son *Traité des tumeurs,* a paru adopter la première opinion, que partage aussi M. Sédillot par suite de ses études sur ce sujet, mais ce professeur est arrivé à des résultats plus précis à sa clinique de Strasbourg. Au lieu de se borner à reconnaître la présence d'un liquide alcalin au pôle négatif et acide au pôle positif, il a recherché quelle est la composition et la nature de ces liquides, et M. Hepp, pharmacien en chef des hospices civils, a constaté par ses recherches la présence de l'ammoniaque et de l'acide phosphorique mêlé à un acide végétal, qui est probablement de l'acide lactique. Voici les faits :

Obs. I. *Tumeurs des avant-bras. Galvano-caustie.*

Une femme de quarante-quatre ans, adressée à la clinique par M. le professeur Bœckel, portait, à droite de l'avant-bras et à la hauteur de l'extrémité supérieure du radius, une tumeur datant de dix ans. Une autre tumeur à gauche occupait presque toute la face antérieure de l'avant-bras, fixée aux organes profonds, recouverte par les muscles superficiels et datant de vingt-cinq ans. Toutes deux de consistance fibreuse ; celle de droite, grosse comme un œuf de poule et parfaitement mobile sous la peau, se prêtait très-bien à l'application de tous les modes destructeurs. M. Sédillot en profita pour essayer la galvano-caustie. On sait que cette méthode consiste à détruire les tissus sans inflammation ni hémorrhagie, au moyen de courants électriques qui agissent en attirant les acides au pôle positif et les alcalis au pôle négatif. Les eschares formées aux pôles seraient un effet chimique de ces éléments accumulés à l'un ou à l'autre pôle : au pôle négatif il y aurait une eschare molle, comme après la cautérisation à la potasse par exemple, et au pôle positif une eschare dure. On pourrait, en ne détruisant les tissus que par l'un ou par l'autre pôle, produire à volonté l'une ou l'autre espèce de mortification.

Dans une *première séance* faite le 23 avril 1866 pendant 24 minutes, transfixion de la tumeur à sa base par deux aiguilles de platine, distantes de $0^m,02$ et mises en communication avec les électrodes d'une pile de deux éléments de Bunsen de moyenne dimension. Pendant le passage du courant, sensation de brûlure et de picotements, et injection de la peau qui recouvre la tumeur. En même temps, formation, autour du point d'entrée de chaque aiguille, d'une auréole blanche, qui se transforme peu à peu en un petit cercle de mortification, et présente finalement au pôle positif un diamètre uniforme de 0,005, et au pôle négatif un diamètre vertical de 0,008 sur un diamètre horizontal de 0,006.

Durant l'action du courant, dégagement à chaque pôle de petites bulles de gaz rougissant au pôle positif le papier bleu du tournesol, et bleuissant le papier rouge au pôle négatif; de plus, à ce dernier pôle, dégagement de gaz ammoniaque caractérisé par les vapeurs blanches qu'il donne avec l'acide chlorhydrique.

Au bout de deux jours, l'eschare du pôle négatif, rétrécie de $0^m,002$, est d'un gris noirâtre, enfoncée en godet et entourée d'un cercle inflammatoire; celle du pôle positif a conservé ses dimensions et est pâle, grisâtre, entourée d'une légère rougeur.

Seconde séance faite deux jours après la première, avec une pile de trois éléments de Bunsen et pendant une durée de 35 minutes. Aiguilles enfoncées dans l'extrémité inférieure de la tumeur, à $0^m,03$ de distance. Pendant le passage du courant, douleurs vives, semblables à une brûlure.

En peu de temps, au pôle négatif, eschare d'un brun noirâtre, humide, irrégulière, de $0^m,016$ de longueur sur une largeur de $0^m,011$, et donnant issue à de petites bulles de gaz à réaction alcaline et ammoniacale; au pôle positif, eschare grise, sèche, circulaire, d'un diamètre de $0^m,008$.

Après l'extraction des aiguilles, écoulement d'une sanie écumeuse à réaction acide.

Jamais les aiguilles ne s'échauffèrent.

Les tumeurs restèrent stationnaires, et la malade, n'espérant pas d'heureux effets de ce traitement, se refusa à le laisser continuer.

Ces expériences furent répétées sur des tissus de diverse nature, foie, cerveau, muscles etc., et on obtint toujours les mêmes phénomènes de mortification et les mêmes résultats chimiques; de plus, au pôle positif un corps en ignition parut brûler plus activement.

Les habiles et laborieuses recherches de M. Hepp pour trouver la solution scientifique de ce problème chimique mettent hors de doute les faits suivants : au pôle positif se forme de l'acide phosphorique, que l'on peut fixer et doser avec l'oxyde d'urane; au pôle négatif il se fait de l'ammoniaque, mais il ne put être dosé.

L'acide phosphorique n'est pas le seul acide mis en liberté; il y en a encore sûrement un autre, mais on ne put avoir sur .

sa nature que des probabilités et on l'a supposé être de l'acide lactique (?).

Outre l'ammoniaque formé au pôle négatif il y a encore d'autres bases; mais la faible quantité de liquide à analyser ne permit pas de les caractériser. Ces quelques expériences, malgré leur imperfection, ont réalisé un progrès considérable au point de vue scientifique, puisque la voie de l'analyse chimique, une fois ouverte, sera complétée. A ce sujet on s'est demandé, comme nous l'avons dit, si la mortification des tissus, au lieu d'être un effet de l'action chimique des acides et des bases, ne serait pas un effet primitif de désorganisation vitale, duquel la séparation des éléments acides et alcalins ne serait qu'un reflet secondaire.

Au point de vue pratique il est permis, croyons-nous, de dire qu'il paraît impossible que l'élimination des eschares se fasse autrement que par l'inflammation : l'analogie l'indique, et le cas de notre malade en fait preuve. Mais des recherches ultérieures pourront seules dire quels services on sera en droit d'attendre de ce nouveau genre de traitement.

Obs. II. *Paralysie des muscles péroniers par distension, compliquant une entorse et simulant un pied-bot varus.*

Elise Hausberger, vingt ans, orpheline, pensionnaire au couvent du Bon-Pasteur, entre à la clinique le 26 avril 1866.

Bonne constitution, tempérament lymphatique, cheveux roux.

Elle raconte que le 2 avril, en descendant un escalier, elle fit un faux pas et que le pied lui tourna en dedans. Depuis ce moment, la station et la marche lui ont été impossibles, et le pied a conservé la même position renversée. La malade néanmoins ne garda pas le lit, mais se leva tous les jours, et se contenta de rester assise et de maintenir le pied immobile sur un coussin ou un tabouret. Une ecchymose accompagnée d'un gonflement considérable envahit le pied les jours suivants.

L'ecchymose disparut, mais le gonflement malléolaire externe devint de plus en plus prononcé, avec une rougeur érysipélateuse uniforme, et deux plaques gangréneuses grisâtres, sèches et larges comme une pièce de 1 fr., se formèrent, l'une à deux travers de doigt au-dessus de la malléole, et l'autre en avant et au niveau de cette apophyse. Ces petites eschares sont tombées depuis huit jours et remplacées par deux plaies arrondies et superficielles.

A son entrée, l'œdème est encore assez prononcé et la déviation telle, que la pointe du pied est fortement abaissée et portée en dedans, et la plante devenue verticale interne.

Point de rougeur ni de gonflement de l'articulation tibio-tarsienne; aucun signe de fracture des malléoles. On ne constate aucune rétraction du tendon d'Achille et on peut ramener le pied à sa direction normale sans violence et sans grand effort. Mais dès qu'on cesse de soutenir le pied, il se renverse en dedans et reprend sa position vicieuse; la malade est tout à fait impuissante à le redresser par les seuls efforts musculaires. — Santé générale excellente.

M. Sédillot fait remarquer l'impossibilité de faire cicatriser les ulcérations dans l'état d'extrême tension où elles se trouvent par suite du renversement du pied, et il maintient celui-ci redressé et immobile au moyen de la boîte de Baudens et de lacs appropriés.

Au bout d'un mois, cicatrisation de ces plaies.

Malgré la rareté des paralysies musculaires produites par un simple effort de distension, M. Sédillot suppose que les péroniers ont perdu tout ou partie de leur contractilité, et pour étudier le degré de la paralysie et la combattre, il a recours à la faradisation.

Dans une première séance on constate que les muscles péroniers se contractent fort peu sous l'action du courant électrique; mais leur contraction, d'abord très-faible et presque imperceptible relativement à celle des muscles du côté opposé, augmente graduellement et devient très-manifeste à la fin de la séance.

Dans la soirée du même jour, la contractilité volontaire est déjà un peu revenue : la malade peut produire de faibles mouvements de redressement du pied.

Les jours suivants, la faradisation est continuée matin et soir, et les progrès sont de plus en plus marqués.

Aujourd'hui 8 juin, après dix jours de traitement, le pied, complétement redressé, permet à la malade de marcher librement, et la guérison semble complète.

Cette complication d'une entorse simple en dedans n'a pas,

que nous sachions, été encore signalée, et à ce titre l'observation nous en paraît curieuse.

Obs. III.

Catherine Foudrot, quarante-six ans, entrée le 30 juillet, avec
une *fracture comminutive de la jambe* au quart inférieur, datant
de quelques heures et produite par le choc d'un madrier. Les deux
os de la jambe sont cassés et tous leurs liens fibreux rompus, de
sorte que le pied et la partie inférieure de la jambe n'ont plus aucun
soutien et peuvent se renverser dans tous les sens. Forte saillie en
haut et en dedans du fragment supérieur, avec plaie située à la face
interne du membre au niveau de la fracture, donnant un écoulement
abondant de sang; à la même hauteur, large ecchymose. Douleurs
vives, réveillées au moindre mouvement de la malade et par le plus
léger ébranlement du lit.

En présence de ces graves lésions et d'une mobilité anormale si
complète qui rend les appareils ordinaires inapplicables, M. Sédillot
songe aux succès remarquables obtenus des appareils plâtrés par
M. Herrgott dans des cas analogues et a recours à ce moyen.

La réduction de la fracture étant opérée et maintenue avec les
mains, et la plaie couverte d'un linge imbibé de sang, un vieux drap
est plié en trois et taillé de façon à pouvoir envelopper entièrement
le membre et le pied comme une cuirasse; on l'imbibe de bouillie de
plâtre, puis on le moule exactement sur la jambe et le pied. Les
bords sont renversés l'un sur l'autre à la partie antérieure, et des
plis faits en dedans et en dehors au niveau des malléoles suppriment
les doloirs et permettent à l'appareil de se modeler exactement sur
toutes les sinuosités du membre. Une couche de plâtre plus épaisse
renforce l'appareil là où il paraît trop peu résistant.

Au bout de 10 minutes, le plâtre est parfaitement solidifié, et le
membre, abandonné à lui-même, conserve sa rectitude.

A partir de ce moment, les douleurs se calment, puis disparaissent,
et la malade revient à un état de calme et de santé complète.

Au bout de quelques jours on enlève la portion de l'appareil qui
reposait sur la crête du tibia : tout paraît en bonne voie, et au bout
de deux mois la petite plaie est depuis longtemps cicatrisée et la con-
solidation parfaite.

Le membre n'a subi aucun déplacement et la malade en a repris les usages sans aucun accident.

On ne peut pas assez insister sur le résultat magnifique de ce traitement, qui, malgré une plaie et une fracture comminutive, s'est terminé aussi heureusement que dans les cas les plus simples. Il est dû évidemment à l'immédiate et solide contention que le plâtre a permis d'opérer, à la réunion primitive de la plaie, et à l'absence de pression exercée par le plâtre sur les organes. Celui-ci est un soutien à parois rigides qui ne subit pas de rétraction.

Ce beau succès rappelle le nom de M. le professeur Herrgott, qui a francisé ces appareils, nés de l'autre côté du Rhin, et qui a eu le talent de les perfectionner et de les rendre inaltérables : c'est lui qui, le premier en France, s'est livré à des expériences sérieuses sur ce sujet, et a obtenu, par ces appareils, des réussites dans des cas qui semblaient désespérés. Son esprit ingénieux eut bientôt découvert les défauts des appareils de Mathyssen et de Mitscherlich, et lui permit de les corriger.

La thèse de M. le docteur Gallet (Strasbourg 1864, nᵒ 790), écrite sous son inspiration, devra être consultée par tous ceux qui voudront des détails complets sur cet important sujet.

Fistules vésico-vaginales.

Deux femmes atteintes de fistules vésico-vaginales, consécutives à la parturition, vinrent à la clinique chercher un remède à leur infirmité. M. Sédillot les opéra toutes deux et obtint chez l'une un succès partiel, chez l'autre une guérison radicale.

Ce genre d'opération, qui se présente assez rarement dans les services de chirurgie, et à laquelle nous avons assisté pour la première fois, excita vivement notre curiosité et corrigea plus d'une idée erronée que la simple description des auteurs nous avait donnée.

Nous avons pu nous convaincre par ce que nous avons vu et

par ce que nous avons lu de cette opération, qu'ici plus que partout ailleurs peut-être aucun détail opératoire, fût-il même le plus insignifiant en apparence, n'est inutile pour assurer la guérison. Nous sommes certain que le dernier mot n'est pas dit encore sur l'avantage relatif de telle ou telle manœuvre, sur l'emploi ou le rejet de tel appareil instrumental ; par exemple, sur l'étendue et la profondeur de l'avivement, la nature des fils servant à la suture, l'opportunité d'une sonde à demeure dans la vessie etc. ; aussi croyons-nous bien faire en publiant nos observations dans tous leurs détails, afin de signaler les obstacles qu'on a rencontrés et la manière dont on les a vaincus, et en insistant spécialement sur ce qui concerne ces différents points.

Ce n'est que par la comparaison d'un assez grand nombre d'observations pareilles qu'on arrivera plus tard à juger définitivement ces questions, qui sont d'une réelle importance.

Avant de faire la relation des deux cas de fistule que nous avons observés, nous croyons devoir payer un juste tribut d'hommages à notre École en rappelant la part honorable qu'elle a prise dans le développement de cette partie de la chirurgie. Dès 1826[1], notre honoré doyen, M. le professeur Ehrmann, opéra deux malades par la suture simple après avivement, et obtint chez l'une d'elles un succès qui fut complet après un certain nombre de cautérisations.

M. Deyber, stimulé par ce maître, fit paraître en 1827 une thèse intéressante sur ce sujet[2], et imagina un spéculum univalve destiné à déprimer la paroi vaginale postérieure. Malheureusement cet instrument, bien conçu, fut grossièrement exécuté, et tomba dans l'abandon et l'oubli. Depuis cette époque, plus d'une opération de ce genre fut pratiquée à la clinique obstétricale, mais le succès ne vint guère récompenser les efforts persévérants des opérateurs.

---

[1] Herrgott, *Études historiques sur l'opération de la fistule vésico-vaginale, et examen de quelques perfectionnements récents*. Paris, Baillière, 1864.

[2] Deyber, *Essai sur les fistules urinaires vaginales*. Strasb. 1827.

Enfin arriva une ère nouvelle, ouverte par les Américains. M. Herrgott, avant que la méthode de ces derniers fût connue, obtint en 1857 une brillante guérison par des moyens très-analogues aux leurs (avivement de $0^m,015$ de rayon autour de la fistule, et réunion par fils ordinaires). Il imagina et fit confectionner pour une nouvelle opération pratiquée, en 1859, avant la publication des mémoires de Sims, un spéculum spécial, univalve, assez large, permettant de déprimer la paroi vaginale postérieure, et d'exercer une tension assez énergique sur les parties latérales. En agissant sur celles-ci, il étale la paroi antérieure comme la peau d'un tambour. Ce spéculum, auquel l'inventeur attribue une part de ses succès, est plus large que ceux des Américains, auxquels il est bien préférable, et est presque pareil à celui que M. G. Simon a adopté depuis. C'est aussi cet instrument que choisit M. Sédillot pour ses opérations.

Quatre belles guérisons obtenues par M. Herrgott de 1857 à 1862 et avec la méthode américaine rendirent chez nous du crédit à cette opération naguère presque condamnée, et un mémoire remarquable[1] du même professeur répara l'oubli fait en France des travaux des chirurgiens allemands, et en particulier de M. G. Simon, et acheva de dissiper diverses erreurs, et les doutes qui faisaient encore hésiter certains opérateurs.

Enfin un beau succès fut obtenu en 1864 (mai) par M. le professeur Stoltz[2] : c'était une fistule de la largeur du doigt, située au fond du cul-de-sac vaginal antérieur; la réunion complète par première intention en fut obtenue d'emblée.

On voit qu'à Strasbourg la chirurgie n'est pas restée désarmée en face de ces malheureuses lésions, qu'elle a pris de bonne heure une part intéressante à la restauration vaginale, et que de nos jours elle a suivi le grand mouvement scientifique parti de l'Amérique.

---

[1] *Études historiques et examen des perfectionnements....* (ouvr. déjà cité).

[2] *Gaz. méd. de Strasb.*, janv. 1865.

Nous arrivons maintenant à l'histoire des deux fistules que nous avons observées, et des moyens employés pour les fermer. Si la première est longue et originale par ses nombreuses particularités, la seconde, par contre, sera courte et tout à fait régulière et classique.

Obs. Ire. *Perte de substance considérable des parois vaginales ; oblitération cicatricielle spontanée du vagin dans la moitié de sa longueur, sauf deux ouvertures fistuleuses. Opération par l'oblitération complète.*

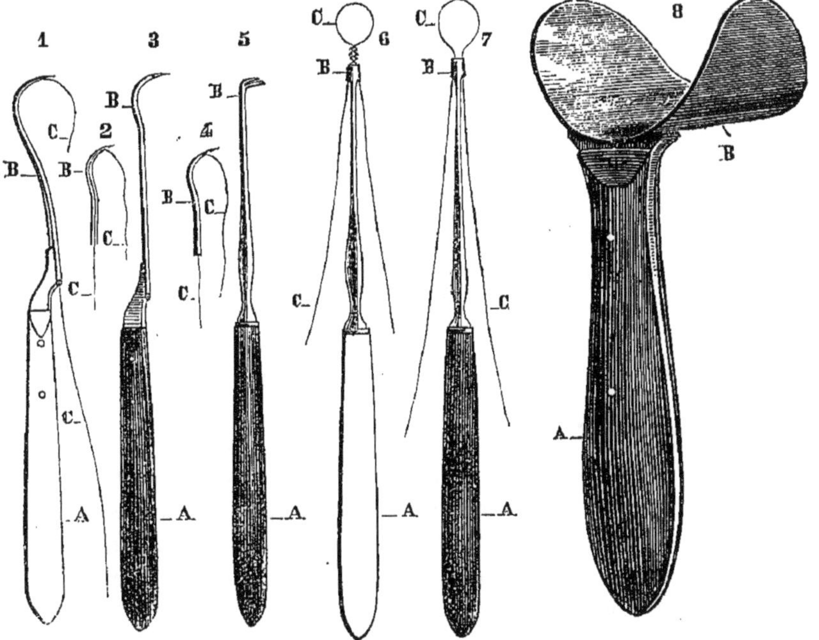

Catherine Géhant, vingt-sept ans, domiciliée à Rougemont (Belfort), mariée depuis un an, entre à la clinique le 2 juin 1866 ; atteinte de fistule vésico-vaginale depuis deux mois.

Taille au-dessous de la moyenne ; cependant bonne conformation générale ; tempérament lymphatico-sanguin, bonne constitution. Sa santé a toujours été excellente.

Elle raconte que le 2 avril elle a accouché pour la première fois, et que durant le travail, qui fut long et pénible, la tête du fœtus séjourna pendant quinze heures dans l'excavation et ne fut extraite qu'à l'aide du forceps.

L'enfant qu'on amena avait cessé de vivre : c'était un garçon fort, très-bien constitué et à terme.

Les quatre premiers jours, miction naturelle; au bout de ce temps, l'urine se fraie un chemin à travers le vagin, d'où elle s'écoule sans cesse, mêlée aux lochies et à des débris de tissus mortifiés. Après un mois, le liquide qui sort par le vagin est clair et l'incontinence est complète. — Trois jours avant l'entrée de la malade à l'hôpital, la menstruation avait reparu pour la première fois.

État de la malade à son entrée. La miction uréthrale ne se fait plus; toute l'urine s'écoule par le vagin à mesure qu'elle arrive dans la vessie, et baigne sans cesse les membres inférieurs.

Quand la position horizontale a été conservée quelque temps, il s'amasse dans le fond de la vessie une certaine quantité de liquide, et la malade parvient, par un violent effort d'expulsion, à en chasser un peu par l'urèthre.

Malgré le contact permanent de l'urine, on ne voit qu'une légère rougeur sur le rebord des grandes lèvres et autour de l'anus.

La fourchette et une portion du périnée ont été déchirées lors de l'accouchement; aussi trouve-t-on une cicatrice sur le raphé médian, et le périnée diminué de hauteur. En pénétrant dans le vagin, on rencontre, dès son entrée, à sa paroi postérieure, une saillie du rectum (rectocèle vaginale), grosse comme un œuf et facilement réductible; puis, à une profondeur de $0^m,06$, une occlusion du vagin terminé en cul-de-sac et empêchant d'arriver à la matrice, qui est invisible.

Le vagin étant distendu par un spéculum univalve qui presse sur la paroi postérieure, et par un crochet qui en relève la paroi antérieure, on trouve au fond de l'infundibulum, vers la partie antérieure, un trou de près de 1 centimètre de diamètre, donnant passage à l'urine, et séparé en deux à une très-petite profondeur par une étroite bandelette de tissus. Ces deux ouvertures secondaires sont d'inégale largeur : l'une, celle de droite, admet aisément une sonde de $0^m,006$ de diamètre; l'autre n'a environ que le tiers de ces dimensions. Toutes deux se laissent facilement traverser par des instruments explorateurs et rencontrent les sondes passées dans la vessie à travers le canal de l'urèthre.

Celui-ci est libre et la vessie parfaitement contractile : si on y injecte de l'eau et qu'on oblitère avec le doigt l'orifice fistuleux, le liquide injecté ressort sous forme de jet par le méat urinaire avec une certaine force.

Ces détails anatomiques nous démontrent que, lors de l'accouchement, la paroi vésico-vaginale et tout le pourtour du vagin ont été mortifiés dans une certaine hauteur, et qu'après l'élimination des eschares la cicatrice a réuni entre eux les bords opposés de la perte de substance, en laissant deux trous de communication entre la vessie et la partie inférieure du vagin, et en faisant communiquer la partie supérieure de celui-ci avec le réservoir urinaire, à l'instar d'un diverticulum.

Le liquide menstruel, mêlé à l'urine, s'écoule à travers la fistule.

Depuis l'accouchement, parésie du rectum : plus de selles que par lavements ou purgatifs.

La femme ayant été examinée à plusieurs reprises avec soin et l'appareil instrumental nécessaire bien étudié, un purgatif est administré le 11 juin 1866 et l'opération pratiquée le 12, en présence de M. le professeur Herrgott, de MM. les docteurs Cochu et Kien et des élèves du service. M. Elser prête son concours pour la chloroformisation.

Selon l'avis de M. Herrgott, et comme il l'avait fait dans ses opérations, la femme fut placée sur un lit élevé et incliné, garni de plusieurs matelas. Le siége dépassa un peu le bord du lit, les cuisses ployées sur le ventre, les jambes fléchies furent soutenues par des aides et le tronc étant incliné en arrière et en bas, les parties génitales se trouvèrent être la partie la plus saillante du corps.

Le *speculum-gouttière*, de M. Herrgott, que nous représentons (fig. 8), est appliqué : il déprime énergiquement la paroi vaginale postérieure et le périnée, écarte les parois latérales et tend le fond du cul-de-sac où s'ouvre la fistule. Un aide maintient l'instrument dans cette position, et un autre, avec un crochet mousse et coudé, redresse la paroi vaginale antérieure, déjà presque verticale.

Le siége de l'opération devient ainsi parfaitement accessible aux manœuvres opératoires.

M. Sédillot pratique un avivement circulaire d'environ $0^m,015$ de rayon autour des bords de la fistule et dissèque dans une hauteur de $0^m,005$ la muqueuse, qui s'enfonce en entonnoir dans chacune des deux ouvertures secondaires. On fait la dissection en saisissant la muqueuse avec de petites pinces à dents de souris et en la coupant avec un ténotome ou de petits ciseaux mousses courbés sur le plat. Les tissus qu'on avive sont tous indurés et crient sous l'instrument tranchant. L'avivement est terminé en une demi-heure; il ne se fait qu'un suintement de sang insignifiant.

Le passage des fils métalliques a présenté des difficultés bien plus grandes. La direction oblique et l'extrême minceur de la paroi recto-vaginale, qui présente à peine quelques millimètres d'épaisseur, rendent les manœuvres des plus délicates pour éviter de léser le rectum.

Les fils métalliques, en argent recuit, sont appliqués avec des aiguilles tubulées, de Backer-Brown. Leur passage est effectué en deux temps et avec deux aiguilles différentes, en raison de l'inégale obliquité des deux surfaces qui forment le champ de l'avivement. Pour passer le fil dans la lèvre antérieure, l'opérateur se sert d'une aiguille presque droite (fig. 2) qu'il dirige de haut en bas et d'avant en arrière, le point d'introduction étant situé sur la muqueuse saine, à quelques millimètres de son bord avivé, et le point de sortie dans la profondeur du trajet fistuleux. Une sonde cannelée placée dans celui-ci reçoit l'extrémité de l'aiguille et sert à en dégager la pointe par un mouvement de bascule; alors le fil, poussé dans la cannelure de l'aiguille, est saisi par une pince au moment où il se présente dans la profondeur de la plaie et est amené au dehors.

Ce premier chef passé, on retire l'aiguille par un mouvement de rétrogradation, en ayant la précaution de fixer le bout opposé du fil.

Le second chef, qui devait embrasser la moitié postérieure de l'avivement, par conséquent traverser la paroi recto-vaginale, fut passé avec une aiguille tubulée courbée en demi-cercle (fig. 1). Ce second temps fut plus long que le premier. L'opérateur, guidant l'instrument par le doigt porté dans le rectum, devait conduire l'aiguille dans l'épaisseur d'une paroi très-mince, sans pénétrer dans la cavité rectale, et la ramener dans le vagin. Il marcha d'arrière en avant, c'est-à-dire introduisit son aiguille dans la profondeur du trajet fistuleux, en face du point de sortie du premier fil, et la fit ressortir en avant, à quelques millimètres au delà de l'avivement.

Dès que ces deux fils furent placés, M. Sédillot dut réunir et tordre sur eux-mêmes les deux bouts correspondant au centre de l'ouverture fistuleuse, afin de n'avoir qu'un fil unique pour chaque anse et d'en pouvoir serrer et lier les extrémités.

Il est important de savoir que la jonction des deux fils métalliques et leur traction à travers les tissus exigent d'assez grandes précautions. Si l'on se borne à rouler en spirale les fils l'un sur l'autre et à en renverser perpendiculairement les chefs du côté opposé à celui où l'extraction de ces fils sera pratiquée, on est exposé à voir les fils glisser l'un sur l'autre, se relâcher par le rapprochement des spirales et se disjoindre. L'étroitesse de la piqûre s'oppose au passage de cette espèce de nœud, et l'opérateur, n'amenant qu'un fil au lieu de deux, se trouve obligé de recommencer le temps du passage d'un fil dans une des lèvres de la plaie.

M. Sédillot trouva que le meilleur moyen d'éviter cet accident était de faire avec les chefs centraux des deux fils correspondants des anses qui s'embrassent mutuellement et que l'on ferme en tordant le bout terminal sur la continuité du fil par quelques circulaires rapprochés et en passant ce bout dans un de ces circulaires. Chaque anse est ainsi fermée par un nœud, qui se serre de plus en plus à mesure que l'on tire plus fort, et les deux anses réunies forment un double anneau, qui ne peut plus se disjoindre sans la rupture des fils. Chaque bout de fil, après avoir fait le nœud de l'anse, est renversé dans le sens opposé à celui de la traction qu'on lui imprime et ne peut ainsi pénétrer dans les chairs et faire obstacle.

Ce procédé est manifestement le meilleur et fut employé pour les quatre fils du centre.

Deux autres fils furent placés, l'un à droite, l'autre à gauche pour soutenir les premiers et prévenir la tension des parties. Portés en un seul temps sur les deux lèvres de la plaie au moyen de l'aiguille tubulée hémisphérique, ces fils furent appliqués avec la plus grande rapidité.

Alors il ne resta plus qu'à faire la réunion et à la maintenir en fermant l'anse de chaque fil par la torsion de ses deux chefs au niveau de leur point d'émergence. Cette torsion s'opère avec un petit instrument spécial, appelé *erghill'torseur* (fig. 6 et 7). C'est une tige métallique supportée par un manche et terminée par un renflement rectangulaire qui est percé de deux tubulures près de ses bords latéraux. Les deux chefs du fil sont passés par ces ouvertures et la tige est poussée sur la plaie; alors, pendant qu'avec une main on tend plus ou moins le fil, avec l'autre on imprime à la tige deux ou trois tours, puis, lâchant le fil, on retire l'instrument, tout en continuant le mouvement de torsion.

On commence la torsion à une petite distance de la plaie et on la continue sur l'anse de fil, que l'on ne cesse pas d'apercevoir et que l'on serre ainsi à un degré convenable, sans crainte d'en amener la rupture par une constriction exagérée.

Quand chaque anse est ainsi fermée, l'opération est terminée.

Les six fils sont réunis en un petit faisceau par un fil métallique et enveloppés dans un morceau de sparadrap.

Enfin, l'affrontement paraissant parfait et l'oblitération complète, M. Sédillot place à demeure dans la vessie une sonde de Sims à fortes courbures en S, mais percée d'un œil large au lieu de petits trous.

La malade est reportée dans son lit, les cuisses maintenues demi-fléchies par un traversin.

Toute l'opération n'a pas duré moins de trois heures.

Les premiers jours qui suivirent l'opération, tout alla bien : aucune douleur, aucun écoulement. L'urine sortit toujours limpide et goutte à goutte par la sonde. Quelques pilules d'opium entretiennent la constipation.

Le 15 juin (3e jour), tout s'est bien passé jusqu'alors; M. Sédillot cherche à enlever les fils, mais il les trouve perdus pour ainsi dire dans les parties molles et il en remet l'extraction au lendemain.

Le 16 (4e jour), cette opération est facile, les fils sont moins serrés dans les tissus et ceux-ci moins gonflés. Le cul-de-sac vaginal a considérablement diminué de profondeur, et pour mettre les parties à nu, on ne peut plus se servir du spéculum employé lors de l'opération. On est forcé d'en prendre un de moitié moins haut et moins large.

Un petit crochet mousse, très-mince et supporté par un long manche, est glissé au fond du cul-de-sac et accroche l'un après l'autre chaque cercle métallique, ceux qui sont visibles comme ceux qui ne le sont pas, et un coup de ciseaux les divise. Alors, saisissant les fils l'un après l'autre avec une longue pince, on les retire pendant qu'une petite fourche mousse, fléchie à angle droit (fig. 5), soutient les parties molles au niveau de leur point d'extraction.

On peut maintenant mesurer la longueur des diverses anses de fil : celles du milieu sont longues de 0^m,04 et la partie qui correspondait à la profondeur du trajet fistuleux est noircie; les deux anses latérales ne mesurent au contraire que 0^m,015 de longueur et sont tout à fait blanches.

L'enlèvement des fils n'est suivi d'aucun accident : pas trace d'un suintement vaginal; mais les urines deviennent purulentes et la sonde

a des tendances à se boucher. Elle s'obstrue dans la nuit du 16 au
17 juin vers minuit, et comme la malade ne fait appeler personne,
l'urine s'accumule jusqu'à la visite du matin à huit heures. Durant ce
temps, l'opérée ressent de fréquentes envies d'uriner, auxquelles elle
résiste, mais des efforts de miction involontaires poussent de temps
en temps le vagin entre les lèvres de la vulve, sans que la réunion
cède. A la visite, nous trouvons la sonde oblitérée par un bouchon de
muco-pus ; après l'avoir nettoyée nous la replaçons, mais elle se re-
bouche immédiatement. Au bout de quelques nettoyages successifs,
l'urine finit par couler d'une façon continue et la vessie peut se vider ;
alors on trouve au fond du vase un abondant dépôt de muco-pus.

A partir de ce moment, cathétérismes répétés toutes les deux heures.

Le 18, 'la petite sonde métallique ne se laisse plus traverser par le
muco-pus. On y substitue une sonde de gomme élastique de 0^m,01
de diamètre et il s'écoule tout un plat à barbe d'urine fortement pu-
rulente.

Cathétérisme toutes les heures. Les flocons purulents diminuent rapidement.

A partir du 19 juin, dans l'après-midi, on permet à la femme d'u-
riner spontanément, de se lever et de reprendre sa vie habituelle. La
guérison paraît réelle ; mais dès le même soir l'opérée annonce qu'elle
perd de l'urine quand elle est debout ou qu'elle marche.

Les jours suivants ce fait se confirme ; la femme garde presque
toutes ses urines quand elle est couchée.

Le 2 juillet, M. Sédillot l'examine. Il trouve les parties parfaitement réunies, limitées en bas par une ligne ou raphé cicatriciel solide
allant d'un côté du vagin à l'autre. Aux deux extrémités de ce raphé
transversal on aperçoit deux petits trous, dont celui de droite paraît
borgne, mais dont l'autre laisse suinter de l'urine.

Cautérisation de ce pertuis dans une hauteur de 0^m,01 par un stylet
rougi. Maintien de la malade au lit.

Dix jours après, retour de l'urine.

Le 13, un nouvel examen montre le trou de gauche, cautérisé dernièrement, tout à fait sec, mais le petit trou de droite, qui paraissait
borgne, traversé par de l'urine.

M. Sédillot pratique immédiatement une *nouvelle opération de
suture* sur ce pertuis. Avivement de ce petit entonnoir dans un rayon
de 0^m,005 et réunion avec trois fils. Ceux-ci sont enlevés le cinquième

jour; malheureusement quelques jours après, l'écoulement reparaît. Alors on trouve les lèvres de ce dernier avivement à moitié désunies et cruentées, mais sèches; au contraire le petit trou de gauche est très-humide. On le cautérise ainsi que la petite plaie au fer rouge. Insuccès.

Le 14 août, la petite plaie de droite est cicatrisée et il ne suinte plus de liquide par ce côté; mais il en passe par le petit infundibulum de gauche.

M. Sédillot pratique, séance tenante, une nouvelle opération de suture sur ce pertuis, comme il a déjà fait pour celui de droite; mais quand au bout de dix jours il enlève les fils, l'écoulement reparaît.

Cette perte de l'urine n'est pas constante, elle est même en apparence très-capricieuse : ainsi elle s'effectue rarement dans la position horizontale, et pas même parfois dans la station; mais d'autres jours, sans cause connue, elle se reproduit avec une assez grande abondance dans l'une et l'autre position.

Fatiguée de ces épreuves, la malade quitte l'hôpital à la fin d'août, en annonçant son retour dans le cas où la guérison ne s'accomplirait pas complétement.

Ce cas, on le voit, a été bizarre. Malgré tout ce qui fut fait, trois opérations de suture, deux cautérisations au fer rouge, plusieurs cautérisations au nitrate d'argent, l'infirmité se maintint sans qu'il fût possible de connaître la cause reproductrice de ces échecs. Elle ne peut avoir résidé dans l'exécution opératoire, car celle-ci fut conduite de la façon la plus régulière de l'avis de tous les praticiens présents à la clinique. L'avivement a été fait largement, l'adossement des surfaces facile, et les fils, après leur torsion, n'ont paru exercer sur les tissus qu'une pression modérée et convenable. De plus, la sonde maintenue à demeure dans la vessie, en évacuant sans cesse l'urine, l'empêchait de s'infiltrer entre les lèvres de la plaie.

Il faut croire que dans cette fistule il y eut une disposition anatomique spéciale qui luttait sans cesse contre la cicatrisation et ramenait l'écoulement d'une façon fatale. Nous sommes encore maintenant à la chercher.

Heureusement que tous les cas de fistule vésico-vaginale ne

ressemblent pas à celui-ci, et que dans leur production, au lieu d'une gangrène de tout le pourtour du vagin, il se fait d'habitude une mortification circonscrite, limitée à sa paroi antérieure, et naturellement moins difficile à guérir. La cicatrisation rapide et durable de la large plaie faite lors de la première opération, et la lutte victorieuse qu'elle soutint contre la réplétion accidentelle de la vessie et les violents efforts de miction nous indiquent cependant que les tissus avaient une grande tendance à se réunir. Pourquoi alors persista-t-il un pertuis fistuleux justement à chaque extrémité du raphé cicatriciel? L'avivement a-t-il été trop circulaire aux deux bouts, et l'adossement des surfaces en ces points n'a-t-il pu être obtenu que momentanément grâce à la constriction des fils? Si c'est là la raison qui a fait échouer la première opération, on ne peut plus l'invoquer pour celles qui suivirent, où l'avivement fut fait en ellipse, à angles aigus. La malade cependant retira un grand bénéfice de ces opérations. Son infirmité fut de beaucoup allégée, car elle ne perdit plus l'urine d'une façon continue, et fut même parfois des jours entiers sans être incommodée de cet écoulement. Cette situation, qui n'est pas une guérison, s'en rapproche cependant considérablement et permet au moins à la femme de supporter plus patiemment une infirmité qui lui était auparavant intolérable.

Obs. II. *Fistule vésico-vaginale, siégeant vers le milieu de la paroi antérieure du vagin : deux opérations par la méthode américaine. Guérison.*

Mme Joséphine Lombard, trente-trois ans, de Belfort, entre à la clinique le 4 juillet, atteinte depuis quatre mois de fistule vésico-vaginale. Taille moyenne, bonne constitution, tempérament sanguin.

Elle raconte que sur cinq accouchements qu'elle a eus, les quatre premiers furent heureux, mais qu'au dernier, effectué il y a quatre mois, la tête de l'enfant séjourna vingt heures dans l'excavation, et que son expulsion fut suivie le même jour de l'écoulement de l'urine par le vagin.

A l'examen de la malade on trouve à la paroi vaginale antérieure, à 0^m,06 de la vulve, une perte de substance à peu près circulaire, de 0^m,01 de diamètre, sur le fond de laquelle on voit deux orifices fistuleux séparés par une mince bandelette de tissus et s'ouvrant dans la vessie. Ils donnent incessamment passage à de l'urine. Les parties génitales externes et la face interne des cuisses sont rouges et excoriées.

Opération le 11 juillet 1866, en présence de M. le professeur Herrgott, de MM. les docteurs Cochu, Münch, Kien et des élèves du service.

Même position de l'opérée que dans l'observation précédente, c'est-à-dire décubitus dorsal, avec forte élévation du bassin, le périnée débordant le bord du lit.

La fistule est mise à nu par la dépression du périnée et de la paroi vaginale postérieure, à l'aide du spéculum-gouttière de M. Herrgott. M. Sédillot, armé de longues pinces à dents de souris et d'un petit ténotome, avive la muqueuse vaginale sur une circonférence de 0^m,01 de rayon à partir des bords de la perte de substance, et dissèque l'entonnoir, qui de là se dirige vers les deux trous de la profondeur. Puis il allonge en forme d'ellipse les deux côtés latéraux de ce cercle d'avivement. La dissection terminée, l'opérateur passe les fils métalliques dans l'épaisseur des deux lèvres de la plaie. Chaque fil est placé en un seul temps à l'aide d'une aiguille tubulée (fig. 4) à courbure très-ouverte. Il est posé ainsi une rangée de sept fils, tous distants l'un de l'autre de 0^m,004 et embrassant dans leur anse toute l'épaisseur des surfaces avivées.

La réunion est achevée par la torsion des fils avec l'instrument décrit plus haut au devant de la ligne de réunion de la plaie. Cette ligne a une longueur de 0^m,04. L'opération est terminée en une heure. On fait un petit faisceau avec les fils qui pendent dans le vagin, et on l'enveloppe d'un morceau de sparadrap.

Une sonde de Sims à double courbure est placée à demeure dans la vessie et l'opérée est reportée dans son lit. On lui maintient, à l'aide d'un traversin, les membres inférieurs dans la demi-flexion.

Tout se passe bien les jours suivants.

Le sixième jour, M. Sédillot enlève les fils : les parties sont un peu gonflées, la ligne de réunion est un peu rouge et la trace de chaque fil est marquée par de petites ulcérations linéaires et verticales, semblables aux dents d'un peigne.

Tout paraît être en bon état; mais dès le lendemain l'écoulement urinaire reparaît.

En examinant la malade, on trouve la cicatrice rompue dans une longueur de $0^m,02$ vers son extrémité gauche et les lèvres de la plaie rouges, renversées en dehors et interceptant un vide entre elles.

Le 28 juillet, les tissus étant revenus à leur état naturel, M. Sédillot *reprend cette opération.*

Avivement de $0^m,01$ autour de la fente, dissection de la muqueuse de l'entonnoir et terminaison de l'avivement en pointe effilée à chaque bout. Passage en un seul temps de quatre fils métalliques : l'affrontement se fait d'une façon aisée et rapide. L'opération est terminée par la torsion des fils. — Sonde à demeure dans la vessie. Enlèvement des fils le dixième jour.

L'opérée, laissée en observation pendant trois semaines, ne perd plus la moindre goutte d'urine, malgré l'enlèvement de la sonde après l'extraction des fils et la cessation des cathétérismes à partir du quinzième jour.

La guérison, qui est complète et parfaite, se maintient très-bien ultérieurement.

L'insuccès de la première opération faite à cette malade avait été amené très-probablement par l'imperfection de l'affrontement des lèvres de la plaie à son extrémité gauche. L'avivement avait été fait dans cet endroit d'une façon presque circulaire, et on comprend que les bords d'un cercle allongé en boutonnière ne s'adossent pas intimement aux deux extrémités, quand on ne divise pas l'anse qu'ils y produisent.

Dans la reprise de l'opération, M. Sédillot para à cet inconvénient en terminant l'avivement à chaque extrémité du diamètre transversal en pointes effilées et en prolongeant la pointe gauche par une incision de la muqueuse vaginale, afin de donner du relâchement aux parties qui étaient bridées. De cette façon les lèvres s'adossèrent tout naturellement et se prêtèrent parfaitement à la réunion.

L'aspect du vagin, lors de la complète guérison, fut celui d'une espèce d'entonnoir cicatriciel, au fond duquel on trouvait le col utérin.